LETTRE A MES CONFRÈRES,

EN RÉPONSE A UNE LETTRE

DU DOCTEUR J. LEROY, SOI-DISANT D'ÉTIOLLES,

SUR LES MALADIES DE LA PROSTATE ET DU COL DE LA VESSIE;

PAR LE Dr L.-AUG. MERCIER.

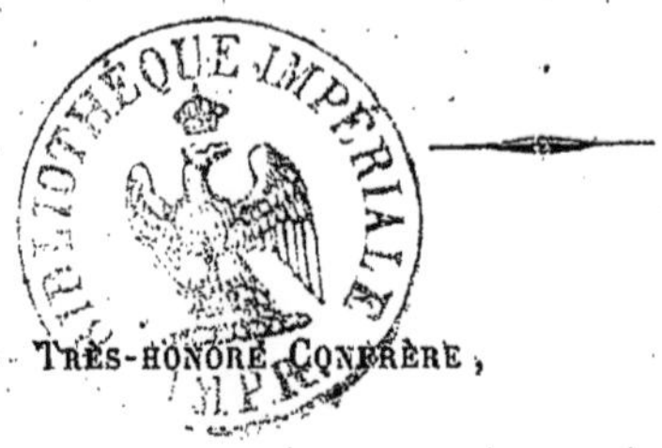

TRÈS-HONORÉ CONFRÈRE,

Vous avez sans doute reçu comme moi, par les distributeurs de prospectus à domicile, une lettre de M. Leroy, datée du 27 avril 1854. La date est bonne à rappeler; car l'auteur nous a appris que *c'est au printemps surtout, époque des opérations, que les gens entendus ont coutume d'*EMBOUCHER LA TROMPETTE (*De la Lithotr* , p. 285). Il dit, il est vrai, que c'est pour ne pas « rester l'arme au bras sous la mitraille de brochures et de pamphlets que je dirige contre lui. » Mais remarquez que, depuis son libelle intitulé : *Treizième et dernier chapitre sur la lithotritie,* qui date de juin 1852, et dans lequel il a vomi à mon adresse les mots *fourberie* (p. 15), *lâcheté* (p. 15), *source impure* (p. 15), *mensonge* (p. 15 et 18), *calomnie* (p. 15 et 18), *perfidie* (p. 18), *impolitesse et grossièreté* (p. 18), *diffamation* (p. 18 et 23), je n'ai publié que mon *Mémoire historique,* et que j'ai attendu au moins dix-huit mois; car il est de novembre 1853. Si M. Leroy eût écrit pour me réfuter, il m'aurait répondu; mais il n'a pas même essayé de le faire.

Tout ce que peut imaginer l'esprit le plus tortueux, le plus machiavélique, se trouve entassé dans sa nouvelle brochure.

Reproduire avec le plus imperturbable aplomb des assertions fausses et vingt fois réfutées, comme si elles ne l'avaient jamais été; passer, sans avoir l'air d'y prendre garde, à côté de certaines questions, tout simplement parce qu'il les trouve un peu trop brûlantes; altérer complétement des phrases tout en les guillemottant; en tron-

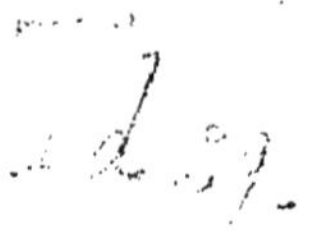

quer d'autres pour faire dire à quelques mots autre chose que ce qu'ils disent dans l'ensemble; prendre un mot sans explication; échafauder sur ce mot un infâme système d'accusation et passer complétement sous silence des textes et des figures, parce qu'ils détruisent cet échafaudage de fond en comble; réunir deux phrases relatives à des objets divers pour appliquer à toutes deux ce qui ne s'adressait qu'à une seule; nier les faits les plus évidents; chercher à faire croire qu'il a gagné sur tous points son procès avec **M.** Charrière, parce que, ce procès ayant été scindé, il l'a gagné sur un point tout-à-fait étranger à nos débats; donner à des faussetés les apparences les plus authentiques et les plus solennelles, tels sont les moyens de dialectique d'un homme qui ose encore écrire : « *La vérité, la franchise, la loyauté, m'ont toujours guidé dans la discussion, et je puis dire qu'aucun de mes traits, même les plus acérés, n'a dépassé les limites de la convenance et de la politesse!!!* » (Dernière brochure, p. 12.)

Je me trouverai souvent embarrassé pour rendre ce que j'éprouve : la langue des honnêtes gens manque d'expressions pour exprimer une telle manière de faire. Il répugne autant de répéter que d'entendre à chaque instant des mots malsonnants, même les plus mérités; aussi, quand je vous aurai fait connaître, l'un après l'autre, les procédés de M. Leroy, je vous dirai, non pas ce qu'il répète si souvent à mon égard, que c'est un *mensonge,* une *perfidie,* une *calomnie,* une *déloyauté,* mais tout simplement que c'est une *léroyauté* : libre à vous d'interpréter ce mot d'après vos impressions.

En 1836 j'ai décrit, sur de nombreuses pièces anatomiques, les *valvules prostatiques* du col de la vessie, et, en 1840, les *valvules musculaires,* maladies essentiellement distinctes, les premières funeste apanage de la vieillesse, et les secondes appartenant principalement à l'âge où se produisent le plus souvent les irritations et inflammations de la région qu'elles occupent.

Or que répond à cela M. Leroy? qu'il a, en 1825, signalé, *sur le vivant,* un BOURRELET *formé par la prostate au devant du col de la vessie.* Mais Saviard aussi a diagnostiqué un BOURRELET au col de la vessie chez un homme de soixante ans (*Obs.,* cx, 1702). Si ce seul mot suffit, pourquoi ne s'incline-t-il pas devant Saviard? Et s'il avait des idées si claires au sujet des *valvules prostatiques,* pourquoi, en 1835, ne parlait-il que de *fongus* dans un Mémoire adressé à l'Académie des Sciences (*Comptes-rendus*, t. i, p. 68)? Pourquoi, en 1836, ne parlait-il que de *tumeurs* situées au col de la vessie (*ibid.*, t. ii, p. 437)? Pourquoi, enfin, dans la 53e planche de Bourgery, publiée en 1840, M. Leroy a-t-il fait représenter toutes les maladies de la prostate, tumeurs du lobe moyen et des lobes latéraux, calculs, abcès, etc., tout, en un mot, *excepté seulement les* valvules? Voilà de ces questions auxquelles il s'est bien gardé de répondre.

En revanche, il m'oppose actuellement cinq mots de Hunter, adroitement séparés du reste; mais qu'on prenne les *OEuvres* de Hunter, et l'on verra qu'il ne parle pas de *valvule*, mais d'*une espèce de cône s'enfonçant dans la vessie et jouant le rôle d'une valvule* (t. ii, p. 369). Il m'oppose en outre E. Home; mais n'est-ce pas moi-même qui ai signalé le passage en question d'E. Home en l'insérant *textuellement* dans mon ouvrage? (*R. sur les valv.*, p. 55.)

Quant aux valvules musculaires, maladie, je le répète, distincte de la précédente sous tous les rapports, personne, oui personne, ne les a décrites avant moi. M. Leroy m'oppose Guthrie, *que j'ai également cité* (*Mal. urin. des hommes âgés*, p. 372; — *R. sur les valv.*, p. 56); mais c'est encore pour commettre une léroyauté.

J'ai donné, en 1840, la description d'un plan musculaire épais et bien distinct, jouant le rôle de sphincter au col de la vessie. Personne, jusqu'à présent, n'a contesté la nouveauté et l'exactitude de ma description; bien mieux, la dernière commission d'Argenteuil dit « s'en être assurée plusieurs fois.» (*Rapp.*, p. 8.) Je conclus de la disposition de ces fibres que le col de la vessie se ferme par une *valvule* dans l'état *physiologique*, et j'ajoute : Qu'une irritation survienne à cet orifice; il peut arriver que cette valvule se ferme spasmodiquement, et, si cet état se prolonge, la valvule peut devenir permanente.

Or, loin d'avoir émis ces idées, l'auteur anglais dit que ni lui ni ses prosecteurs n'ont pu découvrir au col de la vessie des fibres musculaires de quelque importance; que cet orifice est donc fermé par une *substance élastique*. Cependant, réfléchit-il, dans certains cas de paralysie, il suffit de presser sur l'abdomen pour faire couler l'urine; *il est donc possible que cette partie soit à la fois élastique et musculaire* (it is possible that this part may be both muscular and elastic); « mais, ajoute-t-il, je suis d'avis que la portion de la vessie qui environne l'orifice de l'urèthre n'a que peu de contractilité musculaire, tandis qu'elle jouit d'un degré considérable d'élasticité. » (*On the anat. and diseases of the bladder*, etc., p. 15.) Point d'autres éclaircissements. Guthrie ne fait évidemment que peindre son embarras, si bien même qu'il finit par donner à entendre qu'il se pourrait que l'action musculaire en question résidât dans les muscles de la région membraneuse, « comme l'ont supposé d'anciens anatomistes (p. 16). »

Je le demande actuellement : les quatre derniers mots de la phrase anglaise que je viens de reproduire ont-ils, dans le factum de M. Leroy, le sens qu'ils ont véritablement dans l'ouvrage de Guthrie? Y voit-on le germe de ma théorie si simple des valvules musculaires? Encore une léroyauté.

Au reste, nous reconnaissons ici la tactique constante des plagiaires. M. Leroy a prétendu d'abord avoir découvert les valvules du col de la vessie; puis, battu sur tous les points, il me jette à la traverse les noms de quelques devanciers. Mais si ceux-ci en savaient tant, pourquoi me harceler sans cesse? Dans son hypothèse, il ne devrait pas y avoir de question de priorité entre nous : on ne se dispute pas aujourd'hui la découverte du phlegmon ou de la pneumonie. Qu'il publie ses recherches et qu'il me laisse publier les miennes. Mais point du tout; il ne fait jamais rien qui vaille, il ne sait que barbouiller du papier ; puis, quand j'ai fait connaître quelque chose d'utile, il arrive aussitôt avec quelques phrases, que dis-je? avec quelques mots, qui sont d'autant plus élastiques qu'ils ont moins de précision, et il s'écrie : Je l'avais dit !... Mais il devait donc le dire d'une manière assez claire pour qu'on ne pût en douter. Qu'il répète tant qu'il voudra qu'il s'occupait de ces maladies *avant que je fusse né scientifiquement*, cela ne prouverait qu'une chose; c'est que, s'il y a longtemps qu'il fait du bruit, il n'a pas fait beaucoup de besogne.

Il agit pour les valvules de même que pour la lithotritie. Il prétendait aussi avoir inventé cette opération; mais, convaincu aujourd'hui de l'inanité de ses prétentions, et désespérant de faire croire, comme il l'avait d'abord donné à entendre, qu'une pièce avait été falsifiée pendant qu'elle était entre les mains du vénérable Percy, le voilà qui bat en retraite en criant que son adversaire n'est pas non plus l'auteur de cette invention, et que celui-ci l'a prise à Fournier, de Lempdes, son compatriote. C'est très-bien ; mais pourquoi ne l'avoir pas dit dès le principe? Il n'en a pas moins reçu un prix considérable de l'Académie des Sciences, tandis que le malheureux Fournier n'a rien obtenu et a toujours vécu dans la plus profonde obscurité; bien mieux, on a fait passer ses réclamations pour du chartatanisme. Voilà comment le mérite trouve sa récompense ! Je ne puis m'empêcher ici de faire un retour sur moi-même, et de songer qu'il vient d'être décerné un prix de 12,000 fr. à un ouvrage qui n'est, sauf les exagérations, qu'une copie SOUVENT TEXTUELLE de mes *Recherches sur les retréc. de l'urèthre.* (Voir mon *Mém. hist.*, p. 71.)

M. L. a encore agi de la même manière au sujet de mes *perforations spontanées de la vessie.* Il avait d'abord voulu se les approprier ; mais, pris en flagrant délit de plagiat, il se cacha bien vite derrière Bonnet et Morgagni. Malheureusement le premier n'en a jamais parlé, et l'autre dit positivement en avoir vainement cherché. (*Mém. hist.*, p. 58.)

C'est encore ainsi que M. L. a présenté dernièrement à l'Académie de Médecine un compas d'épaisseur pour mesurer le diamètre des sondes. Mais arrive un fabricant qui prouve que non-seulement cette invention est de lui, mais que M. L. en a acheté un modèle en 1846. Que fait alors celui-ci ? Il est bien forcé d'avouer le fait ; mais il dit que son compas est un peu plus petit, et que d'ailleurs il n'y tient pas, parce que M. Blatin vient de faire faire, *par son fabricant*, une filière qui est beaucoup meilleure. Que pensez-vous de ces léroyautés ? Mais continuons.

M. L. arrange une certaine phrase de sa dernière brochure (p. 4) de manière à faire croire que j'ai reconnu qu'il avait eu le premier l'idée d'explorer le col de la vessie avec une *sonde coudée.* Autre léroyauté portée à la plus haute puissance ! Je lui rendais en effet justice dès 1839, et lui, au lieu d'imiter cet exemple de bonne confraternité, il se fait de ma phrase une arme déloyale en étendant à ma *sonde coudée* ce que j'appliquais uniquement à sa *sonde articulée*, dont lui-même ne se sert jamais aujourd'hui.

Et pourquoi me conteste-t-il l'invention de la sonde coudée ? parce qu'il a décrit une sonde qu'il appelait *à courbure courte et brusque.* Mais cette sonde ressemble beaucoup plus aux sondes ordinaires que la mienne ne lui ressemble ; car, *d'après le texte et la figure*, son bec a 18 lignes de longueur et forme un angle de 45°, tandis que la mienne, *d'après le texte et la figure*, a un bec de 6 à 8 lignes et un angle de 75°, en le mesurant comme le fait M. L. D'ailleurs il n'avait appliqué la sienne qu'au diagnostic des calculs, copiant en cela Tolet, qu'il connaissait bien certainement (voir ma 3e *Série d'obs. sur les valv.*, p. 10 et 14), et qu'il ne cite pas, tandis que la mienne a été imaginée pour reconnaître les affections du col de la vessie. Le long bec de celle de M. L. ne lui permettrait pas de circuler tout autour de cet orifice, et sa courbure serait trop insensible pour donner une idée nette des obstacles qu'elle rencontre. Aussi, bien qu'il ait réduit de plus de moitié le bec de sa sonde primitive, lui ai-je vu commettre à Beaujon l'erreur la plus déplorable, à ce point que je l'ai vu martyriser un pauvre malade pendant une demi-heure pour lui arracher avec le brise-pierre de Jacobson une tumeur prostatique qui n'existait pas, et chez lequel j'avais reconnu quelques jours auparavant une valvule assez épaisse. Peut-être est-ce cette idée d'*épaisseur* qui, mal rapportée à M. L. ou mal interprétée par lui, lui a fait penser qu'il existait une *tumeur*. Quoi qu'il en soit, il faut croire que c'est l'imperfection de ce qu'il appelle sa sonde exploratrice qui lui a fait écrire cette épouvantable phrase : « Je coupe tout ce qui fait obstacle au cours de l'urine, valvule, bourrelet ou tumeur, sans trop m'attacher au diagnostic différentiel, » ajoutant que ma sonde pas plus que la sienne ne donne de notions précises à cet égard (*Thérap. des engorg. de la prostate*, p. 68). Nous venons de voir un échantillon des résultats de cette manière de faire. Trop heureux encore qu'il n'ait pu rien saisir !

M. L. avance, avec l'aplomb qui lui est propre, que je n'ai pas proposé une méthode de traitement qu'il n'ait publiée longtemps avant moi.

D'abord je le défie de citer *un seul mot* qui prouve qu'il a parlé avant moi du traitement des *valvules* ou de quelque chose qui y ressemble. Or, prétendre qu'on a imaginé et décrit l'*incision* et l'*excision* des *valvules* parce qu'on a parlé de la *scarification* et de l'*excision* des *tumeurs,* c'est là une léroyauté qu'un honnête homme ne se permet pas.

J'ajouterai, en second lieu, que s'adjuger tout ce qui a été ou sera imaginé pour le traitement des *tumeurs,* parce qu'on a fait la simple énumération de ce qu'il faudrait faire, c'est une outrecuidance sans pareille. Il est bien facile de dire qu'il faut lier, exciser une tumeur de la prostate ; mais il est beaucoup moins simple de le faire. Est-ce qu'un seul mot est une description ? Eh bien ! où sont les descriptions de M. L., antérieures à celle que j'ai donnée, en 1836, de mon *exciseur des tumeurs prostatiques ?*

Desault comprimait la prostate, mais avec de grosses sondes ; J. Riolan et Blizard l'ont incisée, mais par le périnée ; Desault, faisant une taille périnéale, a senti une tumeur et l'a arrachée ; M. Amussat, en pratiquant une taille hypogastrique, excisa une petite tumeur du col de la vessie; faut-il donc rapporter à ces chirurgiens tous les procédés de compression, d'incision, d'arrachement et d'excision? Or, ce n'est que le 10 avril 1837 que M. L. a proposé des ciseaux pour exciser les tumeurs prostatiques, tandis que moi je donne une preuve authentique, *paraphée par le secrétaire de l'Académie des Sciences*, que j'avais, non pas seulement imaginé, mais décrit les mêmes ciseaux avant le 20 juin 1836. (*Mém. hist.*, p. 50.)

Mais revenons aux valvules; nous allons voir tout ce que peut M. Leroy en fait de... hardiesses. Mon procédé d'excision des valvules, quoique imaginé en 1837, n'a de date authentique, *imprimée*, que du commencement de 1839. M. Leroy, voulant s'approprier ce procédé, prétend avoir présenté un exciseur de ce genre à l'Académie des Sciences le 10 avril 1837. Malheureusement pour lui les *Comptes-rendus* ne sont pas encore tous perdus, comme il prétend que l'ont été ses *Mémoires*, et on n'y trouve indiqués qu'un *scarificateur prostatique* et les ciseaux destinés, comme il vient d'être dit, à *exciser les tumeurs*. Or, comme M. Leroy a déjà rapporté à cette communication deux scarificateurs, et qu'il veut encore y trouver deux exciseurs, il s'ensuit nécessairement qu'il y a eu pullulation.

Ainsi, très-honoré Confrère, oyez la merveille! Deux noms, deux simples noms d'instruments gisaient côte à côte dans les comptes-rendus de l'Académie des Sciences de 1837. Vous croyez, d'après la nullité de leurs produits avant la publication de mes succès, qu'ils devaient y dormir bien profondément? Point du tout; voilà que tout à coup ils se trouvent avoir enfanté quatre instruments de toutes pièces : un scarificateur simple, un scarificateur double, un exciseur des tumeurs prostatiques et un exciseur des valvules (voir mon *Mém. hist.*, p. 49). Peste! quelle fécondité! Vous ne trouverez certainement pas dans les fables antiques ou modernes un conte de cette force.

Au sujet des scarificateurs, M. Leroy dit, page 7 : « Les premiers instruments de M. Mercier, *postérieurs aux miens de plusieurs années*, en différaient par le mécanisme; *ils n'étaient pas en forme de brise-pierre; leur lame ne glissait pas dans une rainure par un mouvement de va et vient.* » C'est ici surtout que les expressions me manquent. Mes deux premiers instruments avaient précisément cette forme, agissaient d'après ce mécanisme. Vingt fois je l'ai crié à tue-tête à M. Leroy, vingt fois j'ai reproduit mon texte; comme il n'avait pas l'air de m'entendre, je préférai encore accuser sa légèreté que supposer une aussi insigne mauvaise foi. Je m'efforçai donc de fixer son attention en faisant dessiner ces deux instruments (*Mém. hist.*, p. 38 et 39). On voit à quoi cela m'a servi ; ne pouvant répondre, il fait comme si rien n'existait, ni textes, ni figures.

C'est que tout cela est fort embarrassant pour lui. L'instrument qu'il prétend que je lui ai volé, à ce point qu'il a l'audace de dire que c'est l'un de ceux qui avaient été faits pour lui que j'ai ACHETÉ OU EMPRUNTÉ, n'est qu'une modification des premiers. Voici trois dessins qui représentent l'exciseur de 1839, l'inciseur de 1841 et celui de 1847.

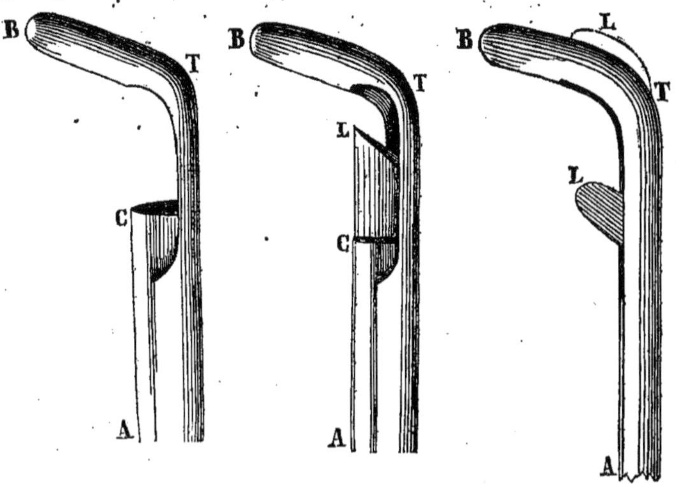

N'est-il pas évident que ces trois instruments agissent à la manière d'un brise-pierre, qu'ils coupent tous trois les tissus interposés entre le tranchant de la branche mâle et le bec de la branche femelle (1). Le dernier n'a qu'un avantage sur le précédent ; c'est qu'il coupe, en outre, lorsque sa lame descend dans l'urèthre, comme le fait un autre inciseur que j'ai fait connaître en 1844 et que je représente ici. Or cette analogie de forme et d'action ne détruit-elle pas tout l'échafaudage de calomnies élevé par M. L. ? Car il n'a jamais décrit ses instruments, et des cinq figures qu'il en a données en 1840, particulièrement dans le T. VII, pl. 54,

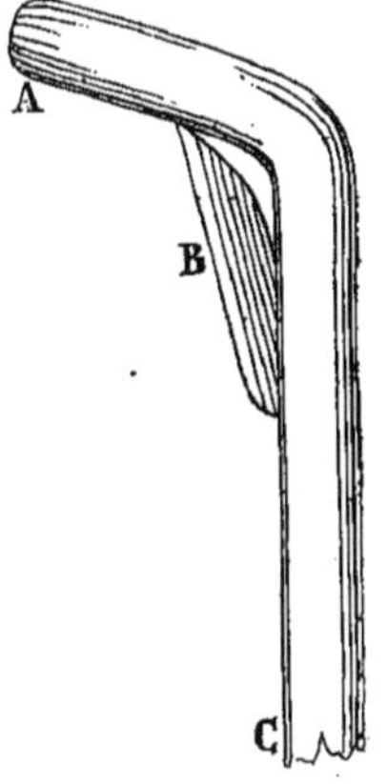

---

(1) Les points indiqués sur le talon de celui de 1847 sont là pour montrer

de l'ouvrage de Bourgery, aucune ne les représente agissant ou même pouvant agir à la manière d'un brise-pierre (1). Bien mieux, la fig. 9 de la planche 56 *bis* est indiquée par ces mots dans l'explication : « *Scarification de la prostate avec l'instrument de M. Leroy d'É-tioles.* » Je donne ici une esquisse de la partie essentielle de cette

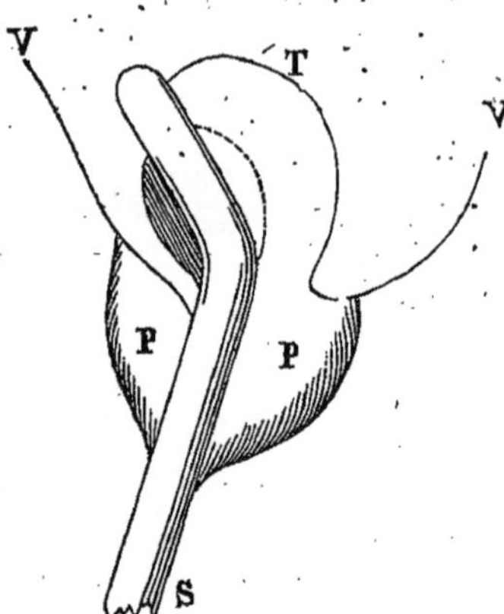

figure. Qu'y voit-on? Une lame fait saillie sur le dos du bec, une autre sur sa concavité ; aucune n'abandonne ce bec de manière à agir comme un brise-pierre. Et d'ailleurs celle du dos divise-t-elle une valvule? Nûllement ; elle scarifie la face antérieure d'une tumeur prostatique située derrière le col de la vessie. Dans quel but? c'est ce que M. L. seul pourrait dire. Je suppose que c'est dans l'espoir d'a-mener un dégorgement sanguin.

Devais-je m'occuper, je le demande maintenant, de la vérification des livres de M. Charrière pour 1847? M. L. affirme que je m'y suis opposé ; cela est faux. On ne m'a rien demandé et par conséquent je n'ai rien refusé. Si un autre que M. L. m'eût demandé mon autorisation, j'aurais répondu tout simplement qu'on pouvait faire comme on voudrait, que je croyais indigne de moi de me mêler de pareils tripotages. Je ne présente, et pour la même raison je n'admets que des textes authentiques, *inaltérables* ; mais je repousse tous relevés

---

que la lame peut faire saillie dans cet endroit. — Je noterai que ce n'est qu'au mois de novembre que j'ai publié cette figure et sa description. Or, M. L. prétend que je lui ai volé cet instrument au mois de juillet. Concevrat-on, d'une part, qu'avec de pareilles intentions j'aurais attendu quatre mois pour me créer un titre de priorité, et, d'autre part, que M. L., qui fait habituellement tant de bruit avec de mauvais instruments qui ne lui ont jamais servi, en aurait gardé un fort bon si longtemps dans son tiroir sans lui donner le moindre retentissement?

(1) M. L. en est venu jusqu'à dire que c'est un *oubli!* Ainsi il n'aurait oublié que l'instrument qu'il prétend lui servir *habituellement depuis* 1836!! (V. mon *Mém. hist.*, p. 47.) Quelle fatalité !

de registres et encore plus tous certificats. Se gênerait-il avec de pareils documents, celui qui se gêne si peu avec les Comptes-rendus *imprimés* de l'Académie des Sciences? Où nous conduirait un pareil système? M. L. n'en est-il pas venu jusqu'à présenter le certificat d'un ouvrier? Moi, je ne tiens pas boutique d'instruments, et je n'ai même jamais cherché à savoir qui faisait les miens; je ne pourrais donc pas me procurer des certificats d'ouvriers, et je serais en vérité fort embarrassé, s'il me venait jamais l'idée saugrenue de m'associer avec l'un de ceux de M. Charrière.

Et d'ailleurs, supposons que les registres en question portent que M. L. a fait fabriquer, en 1847, un scarificateur prostatique quelques semaines avant moi; cela prouverait-il que ce scarificateur agissait comme le mien? Supposons même que cela fût; est-ce que mes instruments de 1839 et de 1841 ne lui sont pas antérieurs? M. L. n'a donc pas d'autre planche de salut que le certificat qui lui a été donné par M. Charrière, relatif à des instruments fabriqués en 1836. Mais, outre que j'ai démontré et qu'il sent lui-même que cette pièce n'a pas la moindre valeur, je lui adresserai encore une question : S'il possédait, dès 1836 (il a même dit une fois 1834, et une autre fois 1832; voyez mon *Mém. hist.*, p. 47 et 51), s'il possédait, dis-je, l'instrument auquel il tient tant aujourd'hui, comment pouvait-il être assez dépourvu de sens pour vanter, en novembre 1846 (*Lettre relative au prix d'Argenteuil*, p. 16), *comme préférable à mon inciseur*, le scarificateur *flexible* que voici? Comment pouvait-il le vanter encore en 1849? (*Thér. de l'eng. de la prostate*, p. 65.)

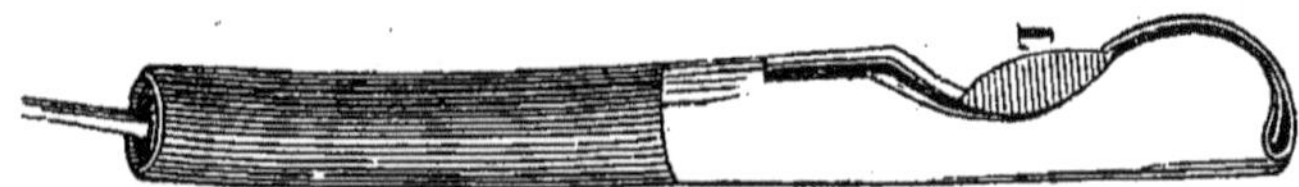

Je profite de l'occasion pour dire quelques mots au sujet du certificat de M. Charrière; car c'est à propos de lui que M. L. m'accuse de *calomnie*, et de calomnie telle qu'il m'eût conduit en police correctionnelle si je ne l'eusse *rétractée*. Voici les faits.

M. L., ne pouvant apporter aucune preuve authentique, et battu sur tous les points, chercha à cacher sa défaite dans l'un de ces nuages qu'il sait si bien créer; il demanda un certificat à M. Charrière. Celui-ci lui envoya le relevé de ses registres; mais M. L., comprenant que ce certificat n'était rien moins que démonstratif, lui en demanda un autre, en disant que celui qu'il lui adresse est étranger à l'instrument spécifié, *qu'il veut ménager la chèvre et le chou*, et que, s'il ne lui en envoie pas un autre, il ira porter ses idées ailleurs. M. Charrière n'ayant pu lui envoyer autre chose, M. L. ne s'en basa pas moins sur le certificat délivré pour appuyer ses prétentions ; mais il n'en publiait pas le texte.

C'est alors que j'écrivis : *M. L. ne nous donne pas copie de ce certificat. Serait-ce qu'il n'est nullement clair ? Si, au contraire, il est clair et précis, pourquoi en a-t-il demandé un autre ? Cette lettre, je l'ai lue, de mes propres yeux lue.* M. L. resta comme abasourdi pendant six mois ; c'est, comme on voit, le temps de la *prescription*. Éclatant alors tout à coup dans divers journaux dont il est actionnaire, il feignit de ne pas me comprendre et me demanda avec tous les accents de l'indignation si je ne voulais pas l'accuser d'avoir demandé à M. Charrière de falsifier ses livres. Je lui répondis aussitôt que non, que j'avais voulu seulement peindre mon étonnement *de ce qu'il avait donné comme preuve de sa priorité, relativement à un instrument, un certificat qu'il disait lui-même, dans une lettre, étranger à cet instrument.*

Voilà ce qu'il appelle une *insinuation calomnieuse et diffamatoire;* voilà ce qu'il appelle ma *rétractation*. Il paraît que cela le dispense de toute autre explication ; car il n'a pas encore essayé de répondre à ma question, bien que je la lui eusse réitérée dans mon *Mém. hist.*, p. 70.

Il est tellement vrai que le certificat de M. Charrière ne se rapporte pas à des scarificateurs de la prostate, mais à d'autres instruments que j'ai de fortes raisons de croire destinés à diviser un morceau de bois dans la vessie, que M. L. juge aujourd'hui nécessaire de l'assaisonner à sa manière. Il dit, p. 9, que, dans une *enquête ordonnée par le tribunal,* il a été constaté ce qui suit sur les registres de M. Charrière : « A la date du 5 et du 9 nov. 1836, *plusieurs additions aux scarificateurs de la prostate, forme de brise-pierre;* à la date du 9 mars 1837, *deux instruments courbes pour la prostate portant des tranchants.* »

Si M. L. avait des idées aussi arrêtées qu'il le dit, il faut convenir que voilà une singulière provision d'instruments de la même espèce, surtout si nous y ajoutons les quatre fournis à la date du 19 avril 1836, et ceux fabriqués en 1834, et ceux fabriqués en 1832. Comment pouvait-il donc se faire qu'il lui en fallût encore deux le 15 juillet 1847

(Voy. p. **10** de sa lettre) et un autre encore le **3** août (p. **11**)? On ne m'en a jamais fait que deux de mon modèle de **1847**; ces deux ne diffèrent que par le volume, et j'espère en avoir pour longtemps.

Outre ce que ce nombre présente de fabuleux, remarquons qu'il n'est toujours question que de *forme*, de *courbure*, et non pas de *mécanisme*. Ceux que **M. L.** a figurés en **1840** avaient aussi la forme, la courbure des brise-pierre, et cependant nous avons vu, p. **9**, qu'ils ne pouvaient agir d'après leur mécanisme. C'est qu'en effet un ouvrier, un fabricant n'exprime que ce qui le frappe le plus, et ce qui le frappe le plus, c'est la forme; les détails ne sont rien pour lui, surtout quand il ne s'agit que d'une simple inscription sur son registre, et ils sont tout pour le chirurgien qui veut se rendre compte de l'application.

Mais à quoi bon ces discussions? Mieux vaut dire nettement ma pensée. **M. L.** affirme que ce qui précède a été constaté par une enquête judiciaire; moi, qui me rappelle et les textes qu'il a falsifiés, et les comptes-rendus qu'il a fécondés, et les mémoires qu'il suppose perdus et dont j'ai retrouvé un échantillon (3ᵉ *Série d'obs.*, *etc.*, p. **46**; *R. sur les Valv.*, 2ᵉ édit., p. **448**) ; moi, dis-je, plus il affirme, plus je doute. Le jugement ne constate qu'une date, celle de juillet **1847**; pourquoi pas celles de **1836** et de **1837**, qui auraient plus de valeur ? Puisque **M. L.** prétend qu'il y a eu enquête et constatation judiciaires, il y a nécessairement eu procès-verbal. Eh bien ! tant qu'il ne m'aura pas mis à même de vérifier sur ce procès-verbal la réalité de ce qu'il avance, je croirai qu'il a tout simplement voulu donner encore une fois à des faussetés les apparences les plus respectables.

Il y avait un autre moyen de s'assurer si **M. L.** disait vrai : c'était de faire une contre-vérification sur les registres de **M. Charrière** ; mais celui-ci m'a répondu obstinément qu'il ne me permettrait pas ce qu'il avait refusé à **M. L.** A moins que je ne m'abuse étrangement, il me semble que la position n'est pas du tout la même, et que **M. Charrière** s'est laissé guider en cela par des scrupules exagérés. J'attends donc le procès-verbal.

Vous le voyez, très-honoré confrère, les commissions d'Argenteuil ont-elle eu tort de ne pas fouiller dans les registres de **M. Charrière**, ce dont **M. L.** se plaint comme d'une persécution? Et d'ailleurs était-il homme à s'incliner devant leur jugement s'il ne lui eût pas pas été favorable? La première commission m'a donné sur le prix une part de **3,000** fr. et à lui rien ; la seconde, qui n'a décerné que des mentions honorables, m'en a accordé une *pour la précision avec la-*

quelle je divise les valvules du col de la vessie. L'Académie des Sciences m'a donné, en 1850, une récompense de 1,500 fr. « *pour avoir mieux étudié qu'on ne l'avait fait avant moi la structure des valvules du col de la vessie, et être arrivé à la construction d'instruments faciles à manœuvrer, à l'aide desquels on peut inciser ou même exciser les valvules de manière à amener une guérison plus sûre et plus prompte.* » Et la dernière commission de l'Académie de Médecine ne s'est-elle pas prononcée sur toutes les questions en litige? Son rapport constate que « *ce qui avait été seulement effleuré je l'ai approfondi, et que mes publications ont jeté de vives lumières sur ce point très-peu connu de la pathologie.* » Elle reconnaît que « *la sonde coudée a été imaginée par moi pour reconnaître les affections du col de la vessie;* » que « *j'en ai fait connaître le traitement, lequel consiste à détruire l'obstacle au cours de l'urine en incisant les valvules;* » que « *on ne saurait me contester le mérite d'avoir établi, par des faits concluants, le traitement qui leur est applicable;* » que « *l'inciseur que j'emploie ne laisse rien à désirer sous le rapport de la simplicité dans le mécanisme et de la sûreté dans l'exécution;* » que « *le scarificateur de M. L. a été imaginé dans un autre but;* » enfin que « *j'ai présenté un moyen fort ingénieux pour pratiquer l'excision, et que les faits nombreux dont la commission a été témoin sanctionnent l'importance et l'utilité de ce procédé opératoire.* » (Rapp. fait à l'Acad. de Méd. le 24 août 1852. — Voir mon *Mém. hist.*, p. 37 et 97.)

Vous me demanderez pourquoi tant d'ambages, tant de faussetés accumulées dans si peu de pages, mais répandues avec tant de profusion? pourquoi tant de débats et même un procès? Eh! mon Dieu! demandez-le à **M. L.** Voici ce qu'il a écrit à l'occasion de ce procès :

« Ce n'est pas seulement la valeur pécuniaire des récompenses aca-
« démiques qui peut servir à évaluer le tort à moi causé par M. Char-
« rière, bien que cette valeur ne soit pas à dédaigner, puisqu'il s'agit
« ici d'un prix de 12,000 fr. Elle est cependant peu de chose en com-
« paraison des avantages matériels que l'inventeur d'une méthode ef-
« ficace de traitement d'une maladie aussi fréquente est en droit d'at-
« tendre de son application. Je ne traduirai pas cette rémunération
« annuelle par un chiffre fixe; toutefois, je crois pouvoir dire que,
« pour le traitement de cette seule maladie, elle peut monter, pour
« un seul chirurgien, à 15 ou 20,000 fr. » (*Mém. à cons.*, etc., broch.
in-4° de 27 p., 1853, p. 26.)

J'ai répondu à toutes les allégations contenues dans le dernier libelle de M. L.; mais lui, puisque sa lettre, dit-il, n'est qu'une riposte à ma mitraille, et qu'elle est intitulée : MALADIES DE LA PROSTATE ET DU COL DE LA VESSIE, pourquoi, plutôt que de la terminer par ses éternels et ridicules rabâchages sur la lithotritie, ne répond-il pas à certaines questions que je le priais d'éclaircir? Est-ce que ce seraient autant de boulets qui lui auraient clos la bouche? Je les réitère.

Pourquoi, faisant représenter toutes les maladies de la prostate, en 1840, dans l'anatomie de Bourgery, a-t-il omis précisément la plus importante, la moins connue, celle dont il fait tant de bruit depuis quelques années, bien qu'il prétende qu'elle a constamment fixé son attention dès 1825? (Voir mon *Mém. hist.*, p. 57.)

Comment se fait-il qu'affirmant avoir fait construire en 1836 quatre scarificateurs prostatiques agissant à la manière d'un brise-pierre, il n'est pas une des cinq figures qu'il en a données en 1840 qui les représente agissant ou pouvant agir à la manière d'un brise-pierre? (V. *ibid.*, p. 42.)

Comment se fait-il qu'ayant fait faire en 1836, et même en 1834, et même en 1832 (V. *ibid.*, p. 47 et 51), un instrument pour *diviser* les valvules, il ne le représente en 1840 que *scarifiant* une *tumeur intra-vésicale* de la prostate? (V. *ibid.*, p. 44.)

Comment deux instruments mentionnés, le 10 avril 1837, à l'Académie des Sciences, se sont-ils métamorphosés en quatre? (V. *ibid.*, p. 52 et 67.)

Pourquoi, lorsqu'il prétend prouver d'une manière si authentique que ses scarificateurs de 1836 agissaient à la manière d'un brise-pierre, tant invoquer un relevé de registres de 1847 qui ne prouve absolument rien de plus que le certificat? (V. *ibid.*, p. 47 et 69.)

Comment, lorsqu'il prétend avoir imaginé et expérimenté avec tant de succès et depuis si longtemps le scarificateur coupant à la manière d'un brise-pierre, pouvait-il tant vanter, en 1847 et en 1849, le scarificateur *flexible* à encoche que nous avons vu page 10?

Pourquoi ne me conteste-t-il plus le traitement de certains cas de névralgie du col de la vessie par l'incision de cet orifice? (*Ibid.*, p. 53.)

Pourquoi ne parle-t-il plus de ma sonde évacuatoire à double courant, dont il a voulu s'emparer en y faisant une addition qui a produit un accident épouvantable? (V. *ibid.*, p. 59.)

Pourquoi ne réclame-t-il plus le brise-pierre à mors plats et fenêtré *qu'il disait aussi avoir été fait pour lui* et qu'heureusement j'avais

présenté, au moins trois semaines auparavant, à la Société anatomi-
que, ainsi que le constatent les *bulletins?* (V. *ibid.*, p. 65.)

Pourquoi ne me reproche-t-il plus certaine phrase où il est question d'écus et de billets de banque? (V. *ibid.*, p. 55.)

Pourquoi ne publie-t-il pas la deuxième lettre de l'ami commun
qu'il m'avait envoyé avec certaine mission *conciliatrice?* (*Ibid.*, p. 65.)

Pourquoi ne nous explique-t-il pas comment certaine lettre inju-
rieuse pour moi a été glissée dans la *Gazette médicale*, A L'INSU DE
LA RÉDACTION? (V. *ibid.*, p. 64.)|

Pourquoi ne repousse-t-il plus l'accusation de captation que j'ai
dirigée contre lui pour avoir, dix-huit mois avant le jugement de la
première commission d'Argenteuil, *imprimé* qu'il ferait don du
montant du prix à l'Association de prévoyance des médecins de
Paris, si ce prix lui était décerné? (V. *Ibid.*, p. 68.)

Enfin, puisqu'il ne voulait que riposter à ma mitraille, rien ne le
forçait, sinon l'habitude, de commettre un nouveau plagiat; car ces
fibres dilatatrices du col de la vessie dont il parle, et dont il prétend
avoir fait le premier connaître la fonction, je les ai décrites très au
long en 1840, ainsi que leur fonction (*R. sur les mal. urin. des hommes âgés*, p. 60; *R. sur les valv.*, p. 46 et 49), tandis que lui les
niait vers la même époque; car voici ce qu'on trouve dans ses *Consi-
dérations anat. sur la prostate*, p. 31 : « Si la prostate était traversée
par des fibres musculaires, prolongement de la couche musculaire de
la poche urinaire; si, de plus, des fibres *ayant la même origine s'é-
tendaient* entre la muqueuse de l'urèthre et le tissu de la glande,
n'aurait-on pas lieu de s'étonner, etc.? » Bref, il n'admettait pas que
des fibres musculaires s'étendissent *de la vessie entre la muqueuse
de l'urèthre et la prostate*, et c'est cependant ce qu'il prétend aujour-
d'hui avoir découvert. C'est une léroyauté : en voici encore une autre.

En 1845, dans la *Gaz. méd.*, p. 87, 266, 340, etc., et dans mes
Rech. sur les rétréciss., p. 14, 67, 73, 75, etc., j'ai insisté beaucoup
sur les avantages qu'il y a à imprimer une courbure à l'extrémité
des sondes et des bougies. Peu de temps après, dans son *Traité des
ANGUSTIES*, M. L. vanta des bougies tortillées, et il expliquait les
bons résultats qu'il disait en avoir obtenus, en supposant qu'il avait
affaire à des rétrécissements alternes, et en comparant l'action de
ces bougies à celle d'une vis. Je lui répondis qu'à moins de supposer,
ce qui n'est pas possible, que l'écrou et la vis, c'est-à-dire le rétré-
cissement et la bougie tortillée, n'eussent un pas parfaitement égal,

les choses ne pouvaient pas se passer ainsi, et que ses bougies ne réussissaient que parce qu'elles étaient courbées à leur extrémité, ce qui leur permettait d'enfiler les rétrécissements excentriques ou les parties du canal déviées ; qu'il ne faisait par conséquent, et d'une manière empirique, que ce que je faisais sciemment et d'après des règles fixes, avec mes bougies courbées à l'extrémité. On le voit, nos parts étaient bien distinctes ; eh bien ! cela n'a pas empêché M. L. de happer dernièrement la mienne. Voici ce qu'il a écrit le 18 avril dernier à l'Académie de Médecine., en parlant des rétrécissements de l'urèthre : « Ces obstacles peuvent être surmontés *en faisant un petit crochet à l'extrémité des bougies* ou en leur donnant la forme d'une spirale. Leur pointe rendue ainsi excentrique, présentée ainsi successivement à divers points du canal, rencontre les ouvertures déviées des rétrécissements ou s'engage dans leurs sinuosités. » (*Gaz. méd.*, p. 238.) Bientôt la spirale disparaîtra, le crochet seul restera, et le tour sera fait.

Vous avez lu, très-honoré Confrère, la dernière brochure de M. L. et vous y avez cru ; je vous en félicite, car cela fait honneur à votre bonne foi. Vous ne pouviez pas supposer qu'on pût produire avec tant d'aplomb tant d'assertions fausses. Vous comprenez maintenant ma triste position, en butte que je suis presque seul à ses coups. Naguère au moins nous étions quatre pour les partager, et nous nous faisions alternativement diversion ; mais deux jouissent actuellement de paisibles loisirs. Comment y sont-ils parvenus ? Comment, par exemple, l'a-t-on pu réduire à lâcher le brise-pierre à cuillers sur lequel il avait si bien et si longtemps jeté le grappin, pendant que l'auteur séjournait à l'étranger, cet auteur qui, disait-il, lui avait confié en partant le soin de défendre ses inventions, qu'il appelait à chaque instant son ami, son cher ami, et qui à son retour..... ?

Si vous pouvez m'éclairer à ce sujet, vous me rendrez un bien grand service, et je vous prie d'en recevoir à l'avance mes plus sincères remerciments.

Votre tout dévoué serviteur et confrère,

Aug. MERCIER.

Paris, 1er juin 1854.

Paris. — Imprimerie LE NORMANT, rue de Seine, 10.

9 782019 966898